El libro de cocina de la freidora de aire en 30 minutos

Recetas sencillas para freír, asar, hornear y asar para novatos y avanzados

Jamey Pusey

ÍNDICE DE CONTENIDOS

INTRODUCCIÓN 5

DESAYUNO 8

1.   Pollo con corteza de almendra 8

2.   Tacos de pescado para el desayuno 10

3.   Patatas al ajillo con bacon 12

4.   Mezcla de calabacines 14

5.   Tortilla de pollo 16

6.   Ensalada de queso y champiñones 19

7.   Huevos revueltos 20

8.   Frittata de hinojo 21

9.   Avena con fresas 22

10.   Ensalada de espárragos 23

VERDURAS Y ACOMPAÑAMIENTOS 25

11.   Col cremosa 25

12.   Rollos de huevo con verduras 26

13.   Tostadas con verduras 28

14.   Champiñones rellenos Jumbo 30

15.   Pizzas de pita con setas 32

16.   Quiche de espinacas 34

17. Buñuelos de calabaza amarilla 36

18. Gnocchi al pesto 38

19. Sándwiches de atún en panecillos ingleses 40

20. Atún y calabacín derretidos 42

CARNE 45

21. Chuletas de cerdo marinadas 45

22. Bistec con Mantequilla de Queso.........................47

23. Ternera de Madeira 48

24. Crema de cerdo y calabacines 49

25. Asado de ternera a prueba de balas 50

26. Pechugas de pavo 51

27. Pechugas de pollo a la barbacoa 52

28. Pollo asado..53

PESCADO Y MARISCO..55

29. Pimienta de limón, mantequilla y bacalao cajún 55

30. Salmón al vapor y salsa 57

31. Hamburguesas de salmón....................................59

32. Gambas empanadas dulces y saladas.....................61

33. Pescado y patatas fritas saludables......................64

34. Dedos de pescado indios 65

35. Brocheta de gambas picante 67

APERITIVOS Y POSTRES...70

36.   Pan de plátano con mantequilla de cacahuete.................70

37.   Pan de plátano con chocolate.....................................73

38.   Alitas de Pollo a la Pimienta.....................................76

39.   Costillas pegajosas con piña del viernes por la noche 78

40.   Rollo de huevo envuelto con col y gambas 80

41.   Alitas de pollo con sésamo y ajo.................................82

42.   Nuggets de pollo salados con queso parmesano.............84

43.   Calabaza con tomillo 86

44.   Pechugas de pollo con migas doradas 87

45.   Tacos de pollo con yogur 89

46.   Chips de col rizada sin defectos 91

47.   Bolas de pescado con queso...92

48.   Rollos de fideos y verduras 93

49.   Bolas de ternera con mezcla de hierbas 95

50.   Semillas de calabaza tostadas....................................97

CONCLUSIÓN 98

INTRODUCCIÓN

La freidora de aire es un recipiente cilíndrico sellado con una cámara de cocción en la parte inferior y un elemento calefactor en el extremo. A diferencia de otros aparatos de cocina, el calor de la parte superior de los alimentos se libera y circula por la cámara de cocción gracias a la potente convección creada por el ventilador montado debajo de la unidad de calentamiento de la freidora. La resistencia y el ventilador se combinan para que los alimentos fritos queden crujientes. Un termostato conectado en el interior de la unidad, además de la resistencia, regula la temperatura dentro de la cámara de cocción cuando se realiza el calentamiento. Para mantener la temperatura en el interior, el sistema de calefacción se enciende y se apaga.

El cajón de la freidora y la cesta de la freidora:

En la Air Fryer, la cámara de cocción es simplemente un espacio vacío con un cajón extraíble. Este cajón se utiliza para añadir alimentos a la freidora de aire sin dejar de manipularlos cómodamente. Este cajón tiene un asa exterior y un botón de extracción en la parte superior del asa para empujar y tirar, pero por lo demás permanece cerrado y fijo en la freidora de aire. Los alimentos no se colocan directamente en el cajón, sino que se coloca una cesta de freidora de aire en el cajón con los alimentos. La base de la cesta es porosa, lo que permite que el aire caliente se mueva fácilmente a través de los alimentos. La cesta también es desmontable y lavable.

Limpieza y mantenimiento

La limpieza periódica es uno de los procesos necesarios que se realizan con cada uso de los electrodomésticos. Mantiene su electrodoméstico ordenado y limpio y también aumenta la vida útil de los aparatos. Los siguientes pasos sencillos de limpieza le ayudarán a limpiar su freidora de aire con facilidad.

1. Antes de iniciar el proceso de limpieza real, asegúrese de que el aparato está desenchufado de la toma de corriente y déjelo enfriar a temperatura ambiente.

2. Abra la tapa de la freidora de aire y retire los accesorios como la placa de la parrilla y la olla interior para su limpieza.

3. No utilice productos químicos fuertes y elevados para limpiar los accesorios, ya que puede provocar la eliminación del revestimiento antiadherente.

4. Después de limpiar los accesorios, si queda algún residuo o mancha, sumerja la olla en agua jabonosa durante toda la noche y luego lávela correctamente.

5. Utilice un paño limpio, suave y húmedo para limpiar la unidad central por dentro y por fuera.

6. Después de terminar el proceso de limpieza, asegúrese de que todos los accesorios estén bien secos antes de

DESAYUNO

1. Pollo con corteza de almendra

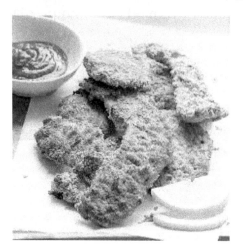

Tiempo de preparación: 10 minutos

Tiempo de cocción: 25 minutos

Raciones: 2

Ingredientes:

- 2 pechugas de pollo, sin piel y sin hueso
- 1 cucharada de mostaza de Dijon
- 2 cucharadas de mayonesa
- ¼ de taza de almendras
- Pimienta
- Sal

Direcciones:

1. Añadir la almendra en el procesador de alimentos y procesar hasta que esté finamente molida.
2. Poner las almendras en un plato y reservar.
3. Mezclar la mostaza y la mayonesa y extenderlas sobre el pollo.
4. Cubra el pollo con la almendra y colóquelo en la cesta de la freidora de aire y cocínelo a 350 F durante 25 minutos.
5. Servir y disfrutar.

Nutrición: Calorías 409 Grasas 22 g Carbohidratos 6 g Azúcar 1,5 g Proteínas 45 g Colesterol 134 mg

2. Tacos de pescado para el desayuno

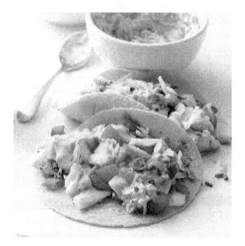

Tiempo de preparación: 10 minutos

Tiempo de cocción: 13 minutos

Raciones: 2

Ingredientes:

- 4 tortillas grandes

- 1 pimiento rojo picado

- 1 cebolla amarilla picada

- 1 taza de maíz

- 4 filetes de pescado blanco sin piel y sin espinas

- ½ taza de salsa

- Un puñado de lechuga romana mixta, espinacas y achicoria

- 4 cucharadas de parmesano rallado

Direcciones:

1. Ponga los filetes de pescado en su freidora de aire y cocínelos a 350 grados F durante 6 minutos.

2. Mientras tanto, calienta una sartén a fuego medio-alto, añade el pimiento, la cebolla y el maíz, remueve y cocina durante 1-2 minutos.

3. Disponga las tortillas en una superficie de trabajo, divida los filetes de pescado, extienda la salsa sobre ellos, divida las verduras mixtas y las hortalizas mixtas y extienda el parmesano sobre cada una al final.

4. Enrolle sus tacos, colóquelos en la freidora de aire precalentada y cocínelos a 350 grados F durante 6 minutos más.

5. Reparte los tacos de pescado en los platos y sírvelos para el desayuno. Que lo disfrutes.

Nutrición: Calorías: 200 Grasas: 3 Fibra: 7 Carbohidratos: 9 Proteínas: 5

3. Patatas al ajillo con bacon

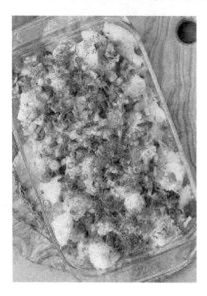

Tiempo de preparación: 10 minutos

Tiempo de cocción: 20 minutos

Raciones: 2

Ingredientes:

- 4 patatas peladas y cortadas en cubos medianos
- 6 dientes de ajo picados
- 4 rebanadas de tocino, picadas
- 2 ramitas de romero picadas
- 1 cucharada de aceite de oliva
- Sal y pimienta negra al gusto
- 2 huevos, batidos

Direcciones:

1. En la sartén de su freidora de aire, mezcle el aceite con las patatas, el ajo, el tocino, el romero, la sal, la pimienta y los huevos y bata.

2. Cocine las papas a 400 grados F durante 20 minutos, divida todo en platos y sirva para el desayuno. Disfrute.

Nutrición: Calorías: 211 Grasas: 3 Fibra: 5 Carbohidratos: 8 Proteínas: 5

4. Mezcla de calabacines

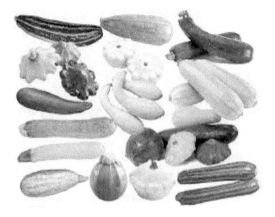

Tiempo de preparación: 10 minutos

Tiempo de cocción: 35 minutos

Raciones: 2

Ingredientes:

- 1 libra de calabacines, en rodajas
- 1 cucharada de perejil picado
- 1 calabaza amarilla, cortada por la mitad, sin semillas y picada
- 1 cucharada de aceite de oliva
- Pimienta
- Sal

Direcciones:

1. Añadir todos los ingredientes en el bol grande y mezclar bien.

2. Transfiera la mezcla del tazón a la cesta de la freidora de aire y cocine a 400 F durante 35 minutos.

3. Servir y disfrutar.

Nutrición: Calorías: 49 Grasas: 3 g Hidratos de carbono: 4 g Azúcar: 2 g Proteínas: 1,5 g Colesterol: 0 mg

5. Tortilla de pollo

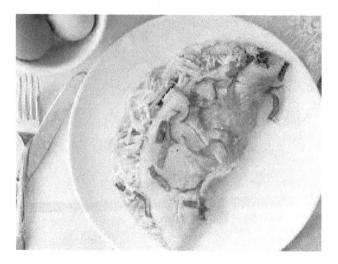

Tiempo de preparación: 10 minutos

Tiempo de cocción: 16 minutos

Raciones: 2

Ingredientes:

- 1 cucharadita de mantequilla

- 1 cebolla amarilla pequeña, picada

- ½ chile jalapeño, sin semillas y picado

- 3 huevos

- Sal y pimienta negra molida, según sea necesario

- ¼ de taza de pollo cocido, desmenuzado

Direcciones:

1. En una sartén, derrite la mantequilla a fuego medio y cocina la cebolla durante unos 4-5 minutos. Añade el

chile jalapeño y cocina durante aproximadamente 1 minuto.

2. Retirar del fuego y reservar para que se enfríe un poco. Mientras tanto, en un bol, añadir los huevos, la sal y la pimienta negra y batir bien.

3. Añadir la mezcla de cebolla y el pollo y remover para combinar. Coloque la mezcla de pollo en un pequeño molde para hornear.

4. Pulse el "botón de encendido" del horno Air Fry y gire el dial para seleccionar el modo "Air Fry".

5. Pulse el botón Time y gire de nuevo el dial para ajustar el tiempo de cocción a 6 minutos.

6. Ahora pulse el botón Temp y gire el dial para ajustar la temperatura a 355 grados F.

7. Pulse el botón "Inicio/Pausa" para comenzar.

8. Cuando el aparato emita un pitido para indicar que está precalentado, abra la tapa.

9. Coloque la bandeja sobre la "rejilla" e introdúzcala en el horno.

10. Cortar la tortilla en 2 porciones y servir caliente.

Nutrición: Calorías: 153 Grasas totales: 9,1 g Grasas saturadas: 3,4 g Colesterol: 264 mg Sodio: 196 mg Carbohidratos totales: 4 g Fibra: 0,9 g Azúcar: 2,1 g Proteínas: 13,8 g

6. Ensalada de queso y champiñones

Tiempo de preparación: 10 minutos

Tiempo de cocción: 15 minutos

Raciones: 2

Ingredientes:

- 10 champiñones, cortados por la mitad
- 1 cucharada de perejil fresco picado
- 1 cucharada de aceite de oliva
- 1 cucharada de queso mozzarella rallado
- 1 cucharada de queso cheddar rallado
- 1 cucharada de mezcla de hierbas secas
- Pimienta
- Sal

Direcciones:

1. Añada todos los ingredientes al bol y mézclelos bien.
2. Transfiera la mezcla del bol a la bandeja de hornear de la freidora de aire.
3. Colocar en la freidora de aire y cocinar a 380 F durante 15 minutos.
4. Servir y disfrutar.

Nutrición: Calorías: 90 Grasas: 7 g Carbohidratos: 2 g Azúcar: 1 g Proteínas: 5 g Colesterol: 7 mg

7. Huevos revueltos

Tiempo de preparación: 5 minutos

Tiempo de cocción: 20 minutos

Porciones: 2

Ingredientes:

- 4 huevos grandes.
- ½ taza de queso Cheddar afilado rallado.
- 2 cucharadas de mantequilla sin sal; derretida.

Direcciones:

1. Rompa los huevos en una fuente de horno redonda de 2 tazas y bátalos.
2. Coloque el plato en la cesta de la freidora.
3. Ajuste la temperatura a 400 grados F y programe el temporizador para 10 minutos.
4. Después de 5 minutos, remover los huevos y añadir la mantequilla y el queso.
5. Dejar cocer 3 minutos más y volver a remover.
6. Deje que los huevos terminen de cocinarse 2 minutos más o retírelos si están a su gusto.
7. Utilizar un tenedor para esponjar. Servir caliente.

Nutrición: Calorías: 359 Proteínas: 19,5g Fibra: 0,0g Grasas: 27,6g Carbohidratos: 1,1g

8. Frittata de hinojo

Tiempo de preparación: 5 minutos

Tiempo de cocción: 15 minutos

Porciones: 6

Ingredientes:

- 1 bulbo de hinojo; rallado
- 6 huevos; batidos
- 2 cucharaditas de cilantro; picado.
- 1 cucharadita de pimentón dulce
- Spray de cocina
- Una pizca de sal y pimienta negra

Direcciones:

1. Tomar a bol y mezclar todos los Ingredientes excepto el spray de cocina y remover bien.
2. Engrasar a molde para hornear con el spray de cocina, verter la mezcla de frittata y extenderla bien
3. Poner la sartén en la Air Fryer y cocinar a 370°F durante 15 minutos. Divida en platos y sírvalos para el desayuno.

Nutrición: Calorías: 200 Grasas: 12g Fibra: 1g Carbohidratos: 5g Proteínas: 8g

9. Avena con fresas

Tiempo de preparación: 5 minutos

Tiempo de cocción: 15 minutos

Porciones: 4

Ingredientes:

- ½ taza de coco; rallado
- ¼ de taza de fresas
- 2 tazas de leche de coco
- ¼ cucharadita de extracto de vainilla
- 2 cucharaditas de estevia
- Spray de cocina

Direcciones:

1. Engrase la sartén de la Air Fryer con el spray de cocina, añada todos los Ingredientes en su interior y mézclelos
2. Cocine a 365°F durante 15 minutos, divida en tazones y sirva para el desayuno

Nutrición: Calorías: 142 Grasa: 7g Fibra: 2g Carbohidratos: 3g Proteína: 5g

10. Ensalada de espárragos

Tiempo de preparación: 5 minutos

Tiempo de cocción: 10 minutos

Porciones: 4

Ingredientes:

- 1 taza de rúcula pequeña
- 1 manojo de espárragos; recortados
- 1 cucharada de vinagre balsámico
- 1 cucharada de queso cheddar rallado
- Una pizca de sal y pimienta negra
- Spray de cocina

Direcciones:

1. Ponga los espárragos en la cesta de su freidora de aire, engráselos con spray de cocina, salpimiéntelos y cocínelos a 360°F durante 10 minutos.
2. Tome un bol y mezcle los espárragos con la rúcula y el vinagre, mezcle, reparta en los platos y sirva caliente con el queso espolvoreado por encima

Nutrición: Calorías: 200 Grasas: 5g Fibra: 1g Carbohidratos: 4g Proteínas: 5g

VERDURAS Y ACOMPAÑAMIENTOS

11. Col cremosa

Tiempo de preparación: 10 minutos

Tiempo de cocción: 20 minutos

Raciones: 2

Ingredientes:

- ½ cabeza de col verde, picada
- ½ cebolla amarilla picada
- Sal y pimienta negra, al gusto
- ½ taza de nata montada
- 1 cucharada de almidón de maíz

Direcciones:

1. Poner la col y la cebolla en la freidora de aire.
2. En un bol, mezcle la maicena con la nata, la sal y la pimienta. Remover y verter sobre la col.
3. Mezcle y cocine a 400F durante 20 minutos.
4. Sirve.

Nutrición: Calorías: 208 Grasas: 10g Carbohidratos: 16g Proteínas: 5g

12. Rollos de huevo con verduras

Tiempo de preparación: 15 minutos

Tiempo de cocción: 10 minutos

Porciones: 8

Ingredientes:

- ½ taza de champiñones picados
- ½ taza de zanahorias ralladas
- ½ taza de calabacín picado
- cebollas verdes picadas
- cucharadas de salsa de soja baja en sodio
- envoltorios para rollos de huevo
- 1 cucharada de almidón de maíz
- 1 huevo batido

Direcciones:

1   En un bol mediano, combine los champiñones, las zanahorias, el calabacín, las cebollas verdes y la salsa de soja, y remuévalos.

2   Coloque los envoltorios de los rollos de huevo en una superficie de trabajo. Cubra cada uno con unas 3 cucharadas de la mezcla de verduras.

3   En un bol pequeño, combinar la maicena y el huevo y mezclar bien. Untar con un poco de esta mezcla los

bordes de los envoltorios de los rollos de huevo. Enrolle los envoltorios, envolviendo el relleno de verduras. Unte con un poco de la mezcla de huevo el exterior de los rollitos para sellarlos.

4   Fría al aire libre de 7 a 10 minutos o hasta que los rollos de huevo estén dorados y crujientes.

Nutrición: Calorías: 112 Grasas totales: 1g Grasas saturadas: 0g Colesterol: 23mg Sodio: 417mg Carbohidratos: 21gFibra: 1g Proteínas: 4g

13. Tostadas con verduras

Tiempo de preparación: 12 minutos

Tiempo de cocción: 11 minutos

Porciones: 4

Ingredientes:

- 1 pimiento rojo, cortado en tiras de ½ pulgada
- 1 taza de champiñones cremini o de botón en rodajas
- 1 calabaza amarilla pequeña, cortada en rodajas
- cebollas verdes, cortadas en rodajas de ½ pulgada
- Aceite de oliva extra ligero para rociar
- hasta 6 trozos de pan francés o italiano en rebanadas
- cucharadas de mantequilla ablandada
- ½ taza de queso de cabra blando

Direcciones:

1   Combine el pimiento rojo, los champiñones, la calabaza y las cebollas verdes en la freidora de aire y rocíe con aceite. Ase durante 7 a 9 minutos o hasta que las verduras estén tiernas, agitando la cesta una vez durante la cocción.

2   Sacar las verduras de la cesta y reservarlas.

3   Unte el pan con mantequilla y colóquelo en la freidora de aire, con el lado de la mantequilla hacia arriba. Tostar de 2 a 4 minutos o hasta que se dore.

4   Extender el queso de cabra sobre el pan tostado y cubrirlo con las verduras; servir caliente.

5   Sugerencia de variación: Para añadir aún más sabor, rocíe las tostadas terminadas con aceite de oliva extra virgen y vinagre balsámico.

Nutrición: Calorías: 162 Grasas totales: 11g Grasas saturadas: 7g Colesterol: 30mg Sodio: 160mg Carbohidratos: 9g Fibra: 2g Proteínas: 7g

14. Champiñones rellenos Jumbo

Tiempo de preparación: 10 minutos

Tiempo de cocción: 20 minutos

Porciones: 4

Ingredientes:

- champiñones jumbo portobello
- 1 cucharada de aceite de oliva
- ¼ de taza de queso ricotta
- cucharadas de queso parmesano, divididas
- 1 taza de espinacas picadas congeladas, descongeladas y escurridas
- ⅓ taza de pan rallado
- ¼ de cucharadita de romero fresco picado

Direcciones:

1   Limpiar las setas con un paño húmedo. Retire los tallos y deséchelos. Con una cuchara, raspar suavemente la mayor parte de las agallas.

2   Frote los champiñones con el aceite de oliva. Poner en la cesta de la freidora de aire, con el lado hueco hacia arriba, y hornear durante 3 minutos. Retire con cuidado los sombreros de los champiñones, ya que

contendrán líquido. Escurra el líquido de los sombreros.

3　En un tazón mediano, combine la ricotta, 3 cucharadas de queso parmesano, las espinacas, el pan rallado y el romero, y mezcle bien.

4　Rellene con esta mezcla los sombreros de los champiñones escurridos. Espolvorear con las 2 cucharadas restantes de queso parmesano. Vuelva a colocar los sombreros de los champiñones en la cesta.

5　Hornear de 4 a 6 minutos o hasta que el relleno esté caliente y los sombreros de los champiñones estén tiernos.

Nutrición: Calorías: 117 Grasas totales: 7g Grasas saturadas: 3g Colesterol: 10mg Sodio: 180mg Carbohidratos: 8g Fibra: 1g Proteínas: 7g

15. Pizzas de pita con setas

Tiempo de preparación: 10 minutos

Tiempo de cocción: 5 minutos

Porciones: 4

Ingredientes:

- (3 pulgadas) pitas
- 1 cucharada de aceite de oliva
- ¾ de taza de salsa para pizza
- 1 frasco (4 onzas) de champiñones cortados, escurridos
- ½ cucharadita de albahaca seca
- cebollas verdes picadas
- 1 taza de queso mozzarella o provolone rallado
- 1 taza de tomates en rodajas

Direcciones:

1   Untar cada trozo de pita con aceite y cubrirlo con la salsa para pizza.

2   Añadir los champiñones y espolvorear con albahaca y cebollas verdes. Cubrir con el queso rallado.

3   Hornear de 3 a 6 minutos o hasta que el queso se derrita y comience a dorarse. Cubra con los tomates de uva y sirva inmediatamente.

Nutrición: Calorías: 231 Grasas totales: 9g Grasas saturadas: 4g Colesterol: 15mg Sodio: 500mg Carbohidratos: 25g Fibra: 2g Proteínas: 13g

16. Quiche de espinacas

Tiempo de preparación: 10 minutos

Tiempo de cocción: 20 minutos

Porciones: 3

Ingredientes:

- huevos
- 1 taza de espinacas picadas congeladas, descongeladas y escurridas
- ⅓ de taza de crema de leche
- cucharadas de mostaza a la miel
- ½ taza de queso suizo o havarti rallado
- ½ cucharadita de tomillo seco
- Pizca de sal
- Pimienta negra recién molida
- Spray antiadherente para hornear con harina

Direcciones:

1 En un bol mediano, bata los huevos hasta que se mezclen. Incorpore las espinacas, la nata, la mostaza con miel, el queso, el tomillo, la sal y la pimienta.

2 Rocíe un molde para hornear de 6 por 6 por 2 pulgadas con spray antiadherente. Vierta la mezcla de huevos en el molde.

3   Hornear de 18 a 22 minutos o hasta que la mezcla de huevo esté hinchada, ligeramente dorada y cuajada.

4   Deje enfriar durante 5 minutos y luego córtelo en trozos para servir.

Nutrición: Calorías: 203 Grasas totales: 15g Grasas saturadas: 8g Colesterol: 199mg Sodio: 211mg Carbohidratos: 6g Fibra: 0g Proteínas: 11g

17. Buñuelos de calabaza amarilla

Tiempo de preparación: 15 minutos

Tiempo de cocción: 7 minutos

Porciones: 4

Ingredientes:

- 1 paquete (3 onzas) de queso crema, ablandado
- 1 huevo batido
- ½ cucharadita de orégano seco
- Pizca de sal
- Pimienta negra recién molida
- 1 calabaza amarilla de verano mediana, rallada
- ⅓ taza de zanahoria rallada
- ⅔ taza de pan rallado
- cucharadas de aceite de oliva

Direcciones:

1   En un bol mediano, combina el queso crema, el huevo, el orégano y la sal y la pimienta. Añada la calabaza y la zanahoria, y mezcle bien. Incorpore el pan rallado.

2   Forme con unas 2 cucharadas de esta mezcla una hamburguesa de aproximadamente ½ pulgada de grosor. Repita la operación con el resto de la mezcla. Unte los buñuelos con aceite de oliva.

3   Freír al aire libre hasta que estén crujientes y dorados,
     entre 7 y 9 minutos.

Nutrición: Calorías: 234 Grasas totales: 17g Grasas saturadas:
6g Colesterol: 64mg Sodio: 261mg Carbohidratos: 16g Fibra:
2g Proteínas: 6g

18. Gnocchi al pesto

Tiempo de preparación: 5 minutos

Tiempo de cocción: 20 minutos

Porciones: 4

Ingredientes:

- 1 cucharada de aceite de oliva
- 1 cebolla finamente picada
- dientes de ajo, en rodajas
- 1 paquete (de 16 onzas) de ñoquis de consumo masivo
- 1 bote (8 onzas) de pesto
- ⅓ taza de queso parmesano rallado

Direcciones:

1 Combine el aceite, la cebolla, el ajo y los ñoquis en una sartén de 6 por 6 por 2 pulgadas y póngala en la freidora de aire.

2 Hornea durante 10 minutos, luego retira el molde y remueve.

3 Vuelva a colocar la sartén en la freidora de aire y cocine de 8 a 13 minutos o hasta que los ñoquis estén ligeramente dorados y crujientes.

4 Retire la sartén de la freidora de aire. Añada el pesto y el queso parmesano, y sirva inmediatamente.

Nutrición: Calorías: 646 Grasas totales: 32g Grasas saturadas: 7g Colesterol: 103mg Sodio: 461mg Carbohidratos: 69g Fibra: 2g Proteínas: 22g

19. Sándwiches de atún en panecillos ingleses

Tiempo de preparación: 8 minutos

Tiempo de cocción: 5 minutos

Porciones: 4

Ingredientes:

- 1 lata (6 onzas) de atún claro en trozos, escurrido
- ¼ de taza de mayonesa
- cucharadas de mostaza
- 1 cucharada de zumo de limón
- cebollas verdes picadas
- Panecillos ingleses, partidos con un tenedor
- cucharadas de mantequilla ablandada
- rodajas finas de queso provolone o muenster

Direcciones:

1   En un tazón pequeño, combine el atún, la mayonesa, la mostaza, el jugo de limón y las cebollas verdes.

2   Unte con mantequilla el lado cortado de los panecillos ingleses. Ase el lado de la mantequilla hacia arriba en la freidora durante 2 a 4 minutos o hasta que estén ligeramente dorados. Saque los panecillos de la cesta de la freidora.

3   Cubra cada panecillo con una rebanada de queso y vuelva a ponerlo en la freidora de aire. Gratinar de 2 a 4 minutos o hasta que el queso se derrita y comience a dorarse.

4   Saque los panecillos de la freidora de aire, cubra con la mezcla de atún y sirva.

Nutrición: Calorías: 389 Grasas totales: 23g Grasas saturadas: 10g Colesterol: 50mg Sodio: 495mg Carbohidratos: 25g Fibra: 3g Proteínas: 21g

20. Atún y calabacín derretidos

Tiempo de preparación: 15 minutos

Tiempo de cocción: 10 minutos

Porciones: 4

Ingredientes:

- tortillas de maíz
- cucharadas de mantequilla ablandada
- 1 lata (6 onzas) de atún claro en trozos, escurrido
- 1 taza de calabacín rallado, escurrido en un paño de cocina
- ⅓ taza de mayonesa
- cucharadas de mostaza
- 1 taza de queso Cheddar o Colby rallado

Direcciones:

1 Unte las tortillas con la mantequilla ablandada. Colóquelas en la cesta de la freidora y áselas durante 2 ó 3 minutos o hasta que las tortillas estén crujientes. Retirar de la cesta y reservar.

2 En un tazón mediano, combine el atún, el calabacín, la mayonesa y la mostaza, y mezcle bien.

3 Divide la mezcla de atún entre las tortillas tostadas. Cubre cada una con un poco del queso rallado.

4   Gratinar en la freidora durante 2 a 4 minutos o hasta que la mezcla de atún esté caliente, y el queso se derrita y comience a dorarse. Servir.

Nutrición: Calorías: 428 Grasas totales: 30g Grasas saturadas: 13g Colesterol: 71mg Sodio: 410mg Carbohidratos: 19g Fibra: 3g Proteínas: 22g

CARNE

21. Chuletas de cerdo marinadas

Tiempo de preparación: 10 minutos

Tiempo de cocción: 30 minutos

Sirve: 2

Ingredientes:

- chuletas de cerdo, sin hueso
- 1 cucharadita de ajo en polvo
- ½ taza de harina
- 1 taza de suero de leche
- Sal y pimienta

Direcciones:

1 Añade las chuletas de cerdo y el suero de leche en una bolsa con cierre. Sellar la bolsa y reservar en el frigorífico durante toda la noche.

2 En otra bolsa con cierre, añada la harina, el ajo en polvo, la pimienta y la sal.

3 Saque las chuletas de cerdo marinadas del suero de leche y añádalas a la mezcla de harina y agítelas hasta que estén bien cubiertas.

4   Precaliente el horno de la freidora de aire instantánea a 380 F.

5   Rocíe la bandeja de la freidora con spray para cocinar.

6   Coloque las chuletas de cerdo en una bandeja y fríalas en el aire durante 28-30 minutos. Gire las chuletas de cerdo después de 18 minutos.

7   Servir y disfrutar.

Nutrición: Calorías 424 Grasas 21,3 g Carbohidratos 30,8 g Proteínas 25,5 g

22. Bistec con Mantequilla de Queso

Tiempo de preparación: 10 minutos

Tiempo de cocción: 8-10 minutos

Raciones: 2

Ingredientes:

- filetes de costilla
- cucharadita de ajo en polvo
- 1/2 cucharada de mantequilla de queso azul
- 1 cucharadita de pimienta
- cucharadita de sal kosher

Direcciones:

1 Precaliente la freidora de aire a 400 F.

2 Mezclar el ajo en polvo, la pimienta y la sal y frotar sobre los filetes.

3 Rocíe la cesta de la freidora de aire con spray de cocina.

4 Ponga el filete en la cesta de la freidora y cocínelo durante 4-5 minutos por cada lado.

5 Cubrir con queso de mantequilla azul.

6 Servir y disfrutar.

Nutrición: Calorías 830 Grasas 60 g Carbohidratos 3 g Azúcar 0 g Proteínas 70g Colesterol 123 mg

23. Ternera de Madeira

Tiempo de preparación: 5 minutos

Tiempo de cocción: 25 minutos

Porciones: 6

Ingredientes:

- 1 taza de Madeira
- 1 y ½ libras de carne de vacuno, cortada en cubos
- Sal y pimienta negra al gusto
- 1 cebolla amarilla, cortada en rodajas finas
- 1 chile, en rodajas

Direcciones:

1   Ponga la rejilla reversible en la Air fryer, añada el molde en su interior y mezcle todos los ingredientes en él.

2   Cocine en modo de horneado a 380 grados F durante 25 minutos, divida la mezcla en tazones y sirva.

Nutrición: Calorías 295, Grasa 16, Fibra 9, Carbohidratos 20, Proteínas 15.

24. Crema de cerdo y calabacines

Tiempo de preparación: 5 minutos

Tiempo de cocción: 25 minutos

Porciones: 4

Ingredientes:

- 1 y ½ libras de carne de cerdo para guisar, cortada en cubos
- 1 taza de salsa de tomate
- 1 cucharada de aceite de oliva
- calabacines en rodajas
- Sal y pimienta negra al gusto

Direcciones:

1 Ponga la rejilla reversible en la Air fryer, añada el molde en su interior y mezcle todos los ingredientes en él.

2 Cocine en modo de horneado a 380 grados F, divida la mezcla en tazones y sirva.

Nutrición: Calorías 284, Grasa 12, Fibra 9, Carbohidratos 17, Proteína 12.

25. Asado de ternera a prueba de balas

Tiempo de preparación: 2 horas

Tiempo de cocción: 2 horas y 5 minutos

Raciones: 2

Ingredientes:

- 1 taza de carne ecológica
- cucharada de aceite de oliva
- libras de asado de ternera
- Sal y pimienta, al gusto

Direcciones:

1 Coloque todos los ingredientes en una bolsa resellable y déjela marinar en la nevera durante unas dos horas.

2 Fije la temperatura a 400° F y precaliente la freidora de aire durante 5 minutos.

3 Coloque los ingredientes en la bolsa Ziploc en una bandeja para hornear que quepa en la freidora de aire.

4 Deje que se cocine durante 2 horas a una temperatura de 400 F.

5 Servir mientras esté caliente.

Nutrición: Calorías: 280 Carbohidratos: 13 g Grasas: 15 g Proteínas: 26 g

26. Pechugas de pavo

Tiempo de preparación: 5 minutos

Tiempo de cocción: 1 hora

Porciones: 4

Ingredientes:

- Pechuga de pavo deshuesada - 3 lbs.
- Mayonesa - ¼ de taza
- Condimento para aves de corral - 2 cucharaditas.
- Sal y pimienta al gusto
- Ajo en polvo - ½ cucharadita

Direcciones:

1. Precaliente la freidora de aire a 360F. Sazone el pavo con mayonesa, condimento, sal, ajo en polvo y pimienta negra. Cocine el pavo en la freidora de aire durante 1 hora a 360F.

2. Dando la vuelta cada 15 minutos. El pavo está hecho cuando alcanza 165F.

Nutrición: Calorías 558; Carbohidratos 1g; Grasas 18g; Proteínas 98g

27. Pechugas de pollo a la barbacoa

Tiempo de preparación: 5 minutos

Tiempo de cocción: 15 minutos

Porciones: 4

Ingredientes:

- Pechuga de pollo deshuesada y sin piel - 4, de unas 6 onzas cada una
- Condimento para barbacoa - 2 cucharadas.
- Spray de cocina

Direcciones:

1. Frote el pollo con el condimento de barbacoa y déjelo marinar en la nevera durante 45 minutos. Precaliente la freidora de aire a 400F. Engrase la cesta con aceite y coloque el pollo.
2. A continuación, rocíe aceite por encima. Cocine durante 13 a 14 minutos. Dando la vuelta a la mitad del tiempo. Servir.

Nutrición: Calorías 131; Carbohidratos 2g; Grasas 3g; Proteínas 24g

28. Pollo asado

Tiempo de preparación: 5 minutos

Tiempo de cocción: 1 hora

Porciones: 4

Ingredientes:

- Pollo entero - 1, limpiado y secado a palmaditas
- Aceite de oliva - 2 cucharadas.
- Sal sazonada - 1 cucharada.

Direcciones:

1. Retirar el paquete de menudencias de la cavidad. Frote el pollo con aceite y sal. Coloque en la cesta de la freidora de aire, con la pechuga hacia abajo. Cocine a 350F durante 30 minutos.

2. Luego déle la vuelta y cocine otros 30 minutos. El pollo está hecho cuando alcanza 165F.

Nutrición: Calorías 534; Carbohidratos 0g; Grasas 36g; Proteínas 35g

29. Pimienta de limón, mantequilla y bacalao cajún

Tiempo de preparación: 5 minutos

Tiempo de cocción: 12 minutos

Raciones: 2

Ingredientes:

- 2 filetes de bacalao (8 onzas), cortados para que quepan en la cesta de la freidora de aire
- 1 cucharada de condimento cajún
- ½ cucharadita de pimienta de limón
- 1 cucharadita de sal
- ½ cucharadita de pimienta negra recién molida
- 2 cucharadas de mantequilla sin sal, derretida
- 1 limón, cortado en 4 gajos

Direcciones:

1. Rocíe la cesta de la freidora de aire Innsky con aceite de oliva. Coloque los filetes en un plato. En un bol pequeño, mezcle el condimento cajún, la pimienta de limón, la sal y la pimienta.
2. Frote la mezcla de condimentos sobre el pescado.

3. Coloque el bacalao en la cesta de la freidora engrasada. Unte la parte superior de cada filete con mantequilla derretida.

4. Ajuste la temperatura de su Innsky AF a 360°F. Programe el temporizador y hornee durante 6 minutos. Después de 6 minutos, abra el cajón de su freidora de aire y dé la vuelta al pescado. Unte la parte superior de cada filete con más mantequilla derretida.

5. Vuelva a poner el temporizador y hornee durante 6 minutos más. Exprime el zumo de limón fresco sobre los filetes.

6. Por ración: Calorías: 283; Grasas: 14g; Grasas saturadas: 7g; Carbohidratos: 0g; Fibra: 0g; Azúcar: 0g; Proteínas: 40g; Hierro: 0mg; Sodio: 1460mg

Nutrición: Calorías: 377 kcal Proteínas: 23,49 g Grasas: 26,1 g Hidratos de carbono: 11.8 g

30. Salmón al vapor y salsa

Tiempo de preparación: 5 minutos

Tiempo de cocción: 10 minutos

Raciones: 2

Ingredientes:

- 1 taza de agua
- 2 x 6 oz. Salmón fresco
- 2 cucharadas de aceite vegetal
- Una pizca de sal para cada pez
- ½ taza de yogur griego natural
- ½ taza de crema agria
- 2 cucharadas de eneldo finamente picado (guarde un poco para decorar)
- Una pizca de sal al gusto

Direcciones:

1. Vierta el agua en el fondo de la freidora y comience a calentar a 285° F.
2. Rocíe el aceite sobre el pescado y extiéndalo. Salar el pescado al gusto.
3. Ahora métalo en la freidora durante 10 minutos.
4. Mientras tanto, mezcla el yogur, la nata, el eneldo y un poco de sal para hacer la salsa. Cuando el pescado esté

hecho, sírvelo con la salsa y adórnalo con ramitas de eneldo.

Nutrición: Calorías: 223 kcal Proteínas: 12,12 g Grasas: 16,62 g Hidratos de carbono: 7.72 g

31. Hamburguesas de salmón

Tiempo de preparación: 5 minutos

Tiempo de cocción: 10 minutos

Porciones: 4

Ingredientes:

- 1 lata (14,75 onzas) de salmón salvaje, escurrida
- 1 huevo grande
- ¼ de taza de cebolla picada
- ½ taza de pan rallado
- 1 cucharadita de eneldo seco
- ½ cucharadita de pimienta negra recién molida
- 1 cucharadita de sal
- 1 cucharadita de condimento Old Bay

Direcciones:

1. Rocíe la cesta de la freidora de aire Innsky con aceite de oliva. Poner el salmón en un bol mediano y quitarle las espinas o la piel. Añade el huevo, la cebolla, el pan rallado, el eneldo, la pimienta, la sal y el condimento Old Bay y mezcla bien. Forme la mezcla de salmón en 4 hamburguesas iguales. Coloque las hamburguesas en la cesta de la freidora engrasada.

2. Ajuste la temperatura de su Innsky AF a 370°F. Poner el temporizador y asar durante 5 minutos. Da la vuelta a las hamburguesas. Vuelva a programar el temporizador y ase las hamburguesas durante 5 minutos más. Emplata, sirve y disfruta.

Nutrición: Calorías: 239; Grasa: 9g Grasa saturada: 2g Hidratos de carbono: 11g Fibra: 1g Azúcar: 1g Proteínas: 27g Hierro: 2mg Sodio: 901mg

32. Gambas empanadas dulces y saladas

Tiempo de preparación: 5 minutos

Tiempo de cocción: 20 minutos

Raciones: 2

Ingredientes:

- ½ libra de gambas frescas, peladas y enjuagadas
- 2 huevos crudos
- ½ taza de pan rallado (a nosotros nos gusta el Panko, pero cualquier marca o receta casera sirve)
- ½ cebolla blanca, pelada y enjuagada y finamente picada
- 1 cucharadita de pasta de jengibre y ajo
- ½ cucharadita de cúrcuma en polvo
- ½ cucharadita de chile rojo en polvo
- ½ cucharadita de comino en polvo
- ½ cucharadita de pimienta negra en polvo
- ½ cucharadita de polvo de mango seco
- Una pizca de sal

Direcciones:

1. Cubra la cesta de la freidora de aire con un forro de papel de aluminio, dejando los bordes al descubierto para que el aire circule por la cesta.

2. Precalentar la freidora de aire Innsky a 350 grados. En un bol grande, bata los huevos hasta que estén esponjosos y hasta que las yemas y las claras estén completamente combinadas. Sumerja todas las gambas en la mezcla de huevo, sumergiéndolas completamente. En otro bol, mezcle el pan rallado con todos los ingredientes secos hasta que se mezclen uniformemente. Una por una, cubra las gambas cubiertas de huevo con los ingredientes secos mezclados para que queden totalmente cubiertas, y colóquelas en la cesta de la freidora forrada de papel de aluminio.

3. Ajuste el temporizador de la freidora de aire a 20 minutos. A mitad del tiempo de cocción, agite el mango de la freidora de aire para que las gambas empanadas se agiten en el interior y la cobertura de la fritura sea uniforme. Después de 20 minutos, cuando la freidora se apague, las gambas estarán perfectamente cocidas y su

corteza empanada dorada y deliciosa. Con unas pinzas, sáquelas de la freidora y póngalas en una fuente para que se enfríen.

Nutrición: Calorías: 296 kcal Proteínas: 35,83 g Grasas: 14,49 g Hidratos de carbono: 3.52 g

33. Pescado y patatas fritas saludables

Tiempo de preparación: 5 minutos

Tiempo de cocción: 15 minutos

Porciones: 3

Ingredientes:

- Condimento Old Bay
- ½ C. de pan rallado panko
- 1 huevo
- 2 cucharadas de harina de almendra
- Filetes de tilapia de 4-6 onzas
- Patatas fritas congeladas

Direcciones:

1. Añade harina de almendras en un bol, bate el huevo en otro y añade el pan rallado panko en el tercer bol, mezclado con el condimento Old Bay. Pase la tilapia por la harina, el huevo y el pan rallado. Coloque el pescado recubierto en la freidora de aire junto con las patatas fritas.

2. Ajuste la temperatura a 390°F y el tiempo a 15 minutos.

Nutrición: Calorías: 219 Grasas: 5g Proteínas: 25g Azúcar: 1g

34. Dedos de pescado indios

Tiempo de preparación: 35 minutos

Tiempo de cocción: 15 minutos

Porciones: 4

Ingredientes:

- 1/2 libra de filete de pescado
- 1 cucharada de hojas de menta fresca finamente picadas o cualquier hierba fresca
- 1/3 de taza de pan rallado
- 1 cucharadita de pasta de jengibre y ajo o jengibre y ajo en polvo
- 1 chile verde picado finamente
- 1/2 cucharadita de pimentón
- Una generosa pizca de pimienta negra
- Sal al gusto
- 3/4 cucharadas de zumo de limón
- 3/4 de cucharadita de garam masala en polvo
- 1/3 de cucharadita de romero
- 1 huevo

Direcciones:

1. Empiece por quitar la piel del pescado, lavarlo y secarlo con palmaditas. Cortar el pescado en dedos. En un bol

mediano, mezcle todos los ingredientes excepto el pescado, la menta y el pan rallado. Introduzca los dedos en la mezcla y refrigere durante 30 minutos. Sacar el bol de la nevera y mezclar las hojas de menta. En un bol aparte, bata el huevo y vierta el pan rallado en un tercer bol. Sumerja los dedos en el bol del huevo y luego métalos en el bol del pan rallado.

2. Cocine a 360 grados durante 15 minutos, revolviendo los dedos a mitad de camino.

Nutrición: Calorías: 187 Grasas: 7g Proteínas: 11g Fibra: 1g

35. Brocheta de gambas picante

Tiempo de preparación: 25 minutos

Tiempo de cocción: 20 minutos

Porciones: 4

Ingredientes:

- ½ libra de gambas jumbo, limpias, peladas y desvenadas
- 1 libra de tomates cherry
- cucharadas de mantequilla derretida
- 1 cucharada de salsa sriracha
- Sal marina y pimienta negra molida, al gusto
- 1/2 cucharadita de orégano seco
- 1/2 cucharadita de albahaca seca
- 1 cucharadita de perejil seco en copos
- 1/2 cucharadita de mejorana
- 1/2 cucharadita de semillas de mostaza

Direcciones

1. Mezcle todos los ingredientes en un bol hasta que las gambas y los tomates queden cubiertos por todos los lados.

2. Poner las brochetas de madera en remojo durante 15 minutos.

3. Ensartar las gambas jumbo y los tomates cherry en las brochetas. Cocine en la freidora de aire precalentada a 400 grados f durante 5 minutos, trabajando por tandas.

Nutrición: Calorías: 247 Grasas: 8,4 g Carbohidratos: 6 g Proteínas: 36,4 Azúcares: 3,5 g Fibra: 1,8 g

36. Pan de plátano con mantequilla de cacahuete

Tiempo de preparación: 15 minutos

Tiempo de cocción: 40 minutos

Porciones: 6

Ingredientes:

- 1 taza más 1 cucharada de harina común
- ¼ de cucharadita de bicarbonato de sodio
- 1 cucharadita de polvo de hornear
- ¼ de cucharadita de sal
- 1 huevo grande
- 1/3 de taza de azúcar granulado
- ¼ de taza de aceite de canola
- 2 cucharadas de mantequilla de cacahuete cremosa
- 2 cucharadas de crema agria
- 1 cucharadita de extracto de vainilla
- 2 plátanos medianos maduros, pelados y triturados
- ¾ de taza de nueces picadas

Direcciones:

1. En un bol, mezclar la harina, la levadura en polvo, el bicarbonato y la sal.

2. En otro bol grande, añadir el huevo, el azúcar, el aceite, la mantequilla de cacahuete, la crema agria y el extracto de vainilla y batir hasta que estén bien combinados.

3. Añadir los plátanos y batir hasta que estén bien combinados.

4. Añadir la mezcla de harina y mezclar hasta que esté bien combinada.

5. Incorporar suavemente las nueces.

6. Colocar la mezcla en un molde ligeramente engrasado.

7. Pulse el "botón de encendido" del horno Air Fry y gire el dial para seleccionar el modo "Air Crisp".

8. Pulse el botón Time y gire de nuevo el dial para ajustar el tiempo de cocción a 40 minutos

9. Ahora pulse el botón Temp y gire el dial para fijar la temperatura en 330 grados F.

10. Pulse el botón "Inicio/Pausa" para comenzar.

11. Cuando el aparato emita un pitido para indicar que está precalentado, abra la tapa.

12. Coloque la sartén en la "cesta de freír al aire" e introdúzcala en el horno.

13. Colocar el molde en una rejilla para que se enfríe durante unos 10 minutos

14. Con cuidado, invierta el pan en una rejilla para que se enfríe completamente antes de cortarlo.

15. Cortar el pan en rebanadas del tamaño deseado y servir.

Nutrición: Calorías 384 Grasas 23 g Carbohidratos 39,3 g Proteínas 8,9 g

37. Pan de plátano con chocolate

Tiempo de preparación: 15 minutos

Tiempo de cocción: 20 minutos

Porciones: 8

Ingredientes:

- 2 tazas de harina
- ½ cucharadita de bicarbonato de sodio
- ½ cucharadita de levadura en polvo
- ½ cucharadita de sal
- ¾ de taza de azúcar
- 1/3 de taza de mantequilla, ablandada
- 3 huevos
- 1 cucharada de extracto de vainilla
- 1 taza de leche
- ½ taza de plátanos, pelados y triturados
- 1 taza de chispas de chocolate

Direcciones:

1. En un bol, mezclar la harina, el bicarbonato, la levadura en polvo y la sal.

2. En otro recipiente grande, añada la mantequilla y el azúcar y bata hasta que quede ligero y esponjoso.

3. Añadir los huevos y el extracto de vainilla y batir hasta que estén bien combinados.

4. Añadir la mezcla de harina y mezclar hasta que esté bien combinada.

5. Añadir la leche y los plátanos triturados y mezclar bien.

6. Incorporar suavemente las pepitas de chocolate. Colocar la mezcla en un molde para pan ligeramente engrasado.

7. Pulse el "botón de encendido" del horno Air Fry y gire el dial para seleccionar el modo "Air Crisp".

8. Pulse el botón Time y gire de nuevo el dial para ajustar el tiempo de cocción a 20 minutos

9. Ahora pulse el botón Temp y gire el dial para ajustar la temperatura a 360 grados F.

10. Pulse el botón "Inicio/Pausa" para comenzar. Cuando el aparato emita un pitido para indicar que está precalentado, abra la tapa.

11. Coloque la sartén en la "cesta de freír al aire" e introdúzcala en el horno.

12. Colocar el molde en una rejilla para que se enfríe durante unos 10 minutos Invertir con cuidado el pan en

la rejilla para que se enfríe completamente antes de cortarlo.

13. Cortar el pan en rebanadas del tamaño deseado y servir.

Nutrición: Calorías 416 Grasas 16,5 g Carbohidratos 59,2 g Proteínas 8,1 g

38. Alitas de Pollo a la Pimienta

Tiempo de preparación:

Tiempo de cocción: 45 minutos

Servir: 8

Ingredientes:

- ½ cucharadita de sal de apio
- ½ cucharadita de laurel en polvo
- ½ cucharadita de pimienta negra molida
- ½ cucharadita de pimentón
- ¼ cucharadita de mostaza seca
- ¼ cucharadita de pimienta de cayena
- ¼ cucharadita de pimienta de Jamaica
- 2 libras de alitas de pollo

Direcciones:

1. Engrase la cesta de la freidora y precaliéntela a 340 F. En un bol, mezcle la sal de apio, el laurel en polvo, la pimienta negra, el pimentón, la mostaza seca, la pimienta de cayena y la pimienta de Jamaica. Rebozar las alas en esta mezcla.

2. Coloque las alas en una capa uniforme en la cesta de la freidora de aire. Cocine el pollo hasta que ya no esté rosado alrededor del hueso, durante 30 minutos y

luego, aumente la temperatura a 380 F y cocine durante 6 minutos más, hasta que esté crujiente por fuera.

Nutrición: Calorías 332 Grasas 10,1 g Carbohidratos 31,3 g Proteínas 12 g

39. Costillas pegajosas con piña del viernes por la noche

Tiempo de preparación: 10 minutos

Tiempo de cocción: 20 minutos

Porciones: 4

Ingredientes:

- 2 libras de costillas cortadas
- 7 oz de aderezo para ensaladas
- 1 lata (5 onzas) de zumo de piña
- 2 tazas de agua
- Sal de ajo al gusto
- Sal y pimienta negra

Direcciones:

1. Salpimienta las costillas y colócalas en una cacerola, vierte agua y cocina las costillas durante 12 minutos a fuego fuerte.

2. Seca las costillas y colócalas en la freidora; espolvorea con sal de ajo. Cocínelas durante 15 minutos a 390 F.

3. Preparar la salsa combinando el aliño de la ensalada y el zumo de piña. Servir las costillas rociadas con la salsa.

Nutrición: Calorías 316 Grasas 3,1 g Carbohidratos 1,9 g Proteínas 5 g

40. Rollo de huevo envuelto con col y gambas

Tiempo de preparación: 10 minutos

Tiempo de cocción: 40 minutos

Porciones: 4

Ingredientes:

- 2 cucharadas de aceite vegetal
- Un trozo de jengibre fresco de 1 pulgada, rallado
- 1 cucharada de ajo picado
- 1 zanahoria, cortada en tiras
- ¼ de taza de caldo de pollo
- 2 cucharadas de salsa de soja reducida en sodio
- 1 cucharada de azúcar
- 1 taza de col Napa rallada
- 1 cucharada de aceite de sésamo
- 8 gambas cocidas, picadas
- 1 huevo
- 8 envoltorios de rollos de huevo

Direcciones:

1. En una sartén a fuego alto, calentar el aceite vegetal y cocinar el jengibre y el ajo durante 40 segundos, hasta que estén fragantes. Incorpore la zanahoria y cocine

durante otros 2 minutos. Vierta el caldo de pollo, la salsa de soja y el azúcar y lleve a ebullición.

2. Añada la col y déjela cocer a fuego lento hasta que se ablande, durante 4 minutos Retire la sartén del fuego y añada el aceite de sésamo. Deje que se enfríe durante 15 minutos. Cuele la mezcla de col y añada las gambas picadas. Batir un huevo en un bol pequeño. Rellene cada envoltorio de rollo de huevo con la mezcla de gambas, disponiendo la mezcla justo debajo del centro del envoltorio.

3. Doblar la parte inferior sobre el relleno y meterla por debajo. Doblar ambos lados y enrollar bien. Utiliza el huevo batido para sellar el envoltorio. Repita la operación hasta que todos los rollos de huevo estén listos. Coloque los rollos en una cesta de freidora engrasada, rocíelos con aceite y cocínelos durante 12 minutos a 370 F, dándoles la vuelta una vez a la mitad.

Nutrición: Calorías 215 Grasas 7,9 g Carbohidratos 6,7 g Proteínas 8 g

41. Alitas de pollo con sésamo y ajo

Tiempo de preparación: 10 minutos

Tiempo de cocción: 40 minutos

Porciones: 4

Ingredientes:

- Alitas de pollo de 1 libra
- 1 taza de salsa de soja, dividida
- ½ taza de azúcar moreno
- ½ taza de vinagre de sidra de manzana
- 2 cucharadas de jengibre fresco picado
- 2 cucharadas de ajo fresco picado
- 1 cucharadita de pimienta negra finamente molida
- 2 cucharadas de maicena
- 2 cucharadas de agua fría
- 1 cucharadita de semillas de sésamo

Direcciones:

1. En un bol, añada las alas de pollo y vierta media taza de salsa de soja. Refrigera durante 20 minutos; sécalas y dales unas palmaditas. Coloque las alitas en la freidora de aire y cocínelas durante 30 minutos a 380 F, dándoles la vuelta una vez a la mitad. Asegúrese de

controlarlas hacia el final para evitar que se cocinen demasiado.

2. En una sartén y a fuego medio, mezcle el azúcar, la media taza de salsa de soja, el vinagre, el jengibre, el ajo y la pimienta negra. Cocinar hasta que la salsa se haya reducido ligeramente, entre 4 y 6 minutos

3. Disolver 2 cucharadas de maicena en agua fría, en un bol, y remover la papilla en la salsa, hasta que espese, durante 2 minutos Verter la salsa sobre las alitas y espolvorear con semillas de sésamo.

Nutrición: Calorías 413 Grasas 8,3 g Carbohidratos 7 g Proteínas 8,3 g

42. Nuggets de pollo salados con queso parmesano

Tiempo de preparación: 5 minutos

Tiempo de cocción: 20 minutos

Porciones: 4

Ingredientes:

- 1 libra de pechuga de pollo, sin hueso y sin piel, cortada en cubos
- ½ cucharadita de pimienta negra molida
- ¼ cucharadita de sal kosher
- ¼ de cucharadita de sal sazonada
- 2 cucharadas de aceite de oliva
- 5 cucharadas de pan rallado
- 2 cucharadas de pan rallado panko
- 2 cucharadas de queso parmesano rallado

Direcciones:

1. Precalentar la freidora de aire a 380 F y engrasar. Sazona el pollo con pimienta, sal kosher y sal sazonada; resérvalo. En un bol, vierta el aceite de oliva. En otro bol, añada la miga y el queso parmesano.

2. Coloque los trozos de pollo en el aceite para cubrirlos, luego páselos por la mezcla de pan rallado y páselos a

la freidora de aire. Trabaje en tandas si es necesario. Rocíe ligeramente el pollo con spray de cocina.

3. Cocinar el pollo durante 10 minutos, dándole la vuelta una vez a la mitad. Cocinar hasta que se dore por fuera y no esté más rosado por dentro.

Nutrición: Calorías 312 Grasas 8,9 g Carbohidratos 7 g Proteínas 10 g

43. Calabaza con tomillo

Tiempo de preparación: 5 minutos

Tiempo de cocción: 20 minutos

Porciones: 4

Ingredientes:

- 2 tazas de calabaza pelada y cortada en cubos
- 1 cucharada de aceite de oliva
- ¼ de cucharadita de sal
- ¼ de cucharadita de pimienta negra
- ¼ cucharadita de tomillo seco
- 1 cucharada de perejil fresco finamente picado

Direcciones:

1. En un bol, añada la calabaza, el aceite, la sal, la pimienta y el tomillo, y mezcle hasta que la calabaza esté bien cubierta.

2. Coloque la calabaza en la freidora de aire y cocínela durante 14 minutos a 360 F.

3. Cuando esté listo, espolvorear con perejil fresco picado y servir frío.

Nutrición: Calorías 219 Grasas 4,3 g Carbohidratos 9,4 g Proteínas 7,8 g

44. Pechugas de pollo con migas doradas

Tiempo de preparación: 10 minutos

Tiempo de cocción: 25 minutos

Porciones: 4

Ingredientes:

- 1 ½ lb. de pechugas de pollo deshuesadas, cortadas en tiras
- 1 huevo ligeramente batido
- 1 taza de pan rallado sazonado
- Sal y pimienta negra al gusto
- ½ cucharadita de orégano seco

Direcciones:

1. Precaliente la freidora a 390 F. Sazone el pollo con orégano, sal y pimienta negra. En un bol pequeño, bata un poco de sal y pimienta al huevo batido. En otro bol, añada las migas. Sumerja los filetes de pollo en el huevo batido y luego en las migas.

2. Pase las tiras por el pan rallado y presione firmemente para que el pan rallado se adhiera bien. Rocíe las tiras de pollo con aceite en aerosol y colóquelas en la freidora. Cocine durante 14 minutos, hasta que ya no

estén rosadas en el centro y estén bien crujientes por fuera.

Nutrición: Calorías 223 Grasas 3,2 g Carbohidratos 4,3 g Proteínas 5 g

45. Tacos de pollo con yogur

Tiempo de preparación: 5 minutos

Tiempo de cocción: 20 minutos

Porciones: 4

Ingredientes:

- 1 taza de pollo cocido, desmenuzado
- 1 taza de queso mozzarella rallado
- ¼ de taza de salsa
- ¼ de taza de yogur griego
- Sal y pimienta negra molida
- 8 tortillas de harina

Direcciones:

1. En un bol, mezcla el pollo, el queso, la salsa y el yogur, y sazona con sal y pimienta. Rocíe un lado de la tortilla con aceite en aerosol. Coloca 2 cucharadas de la mezcla de pollo en el centro del lado no aceitado de cada tortilla.

2. Enrolle bien la mezcla. Coloque los taquitos en la cesta de la freidora, sin llenarla demasiado. Cocine en tandas si es necesario. Coloque el lado de la costura hacia

abajo, o se deshará durante la cocción de las patatas fritas.

3. Cocínelo de 12 a 14 minutos, o hasta que esté crujiente, a 380 F.

Nutrición: Calorías 312 Grasas 3 g Carbohidratos 6,5 g Proteínas 6,2 g

46. Chips de col rizada sin defectos

Tiempo de preparación: 5 minutos

Tiempo de cocción: 20 minutos

Porciones: 4

Ingredientes:

- 4 tazas de hojas de col rizada picadas; sin tallos
- 2 cucharadas de aceite de oliva
- 1 cucharadita de ajo en polvo
- ½ cucharadita de sal
- ¼ cucharadita de cebolla en polvo
- ¼ de cucharadita de pimienta negra

Direcciones:

1. En un bol, mezclar la col rizada y el aceite hasta que esté bien cubierta. Añada el ajo, la sal, la cebolla y la pimienta y mezcle hasta que estén bien cubiertos. Coloque la mitad de las hojas de col rizada en la freidora, en una sola capa.

2. Cocinar durante 8 minutos a 350 F, agitando una vez a mitad de camino. Retirar los chips a una hoja para que se enfríen; no tocarlos.

Nutrición: Calorías 312 Grasas 5,3 g Carbohidratos 5 g Proteínas 7

47. Bolas de pescado con queso

Tiempo de preparación: 5 minutos

Tiempo de cocción: 40 minutos

Porciones: 6

Ingredientes:

- 1 taza de pescado ahumado en escamas
- 2 tazas de arroz cocido
- 2 huevos ligeramente batidos
- 1 taza de queso Grana Padano rallado
- ¼ de taza de tomillo finamente picado
- Sal y pimienta negra al gusto
- 1 taza de migas de panko

Direcciones:

1. En un tazón, agregue el pescado, el arroz, los huevos, el queso parmesano, el tomillo, la sal y la pimienta; revuelva para combinar. Formar la mezcla en 12 bolas de tamaño uniforme. Pasar las bolas por el pan rallado y rociarlas con aceite.

2. Coloque las bolas en la freidora y cocínelas durante 16 minutos a 400 F, hasta que estén crujientes.

Nutrición: Calorías 234 Grasas 5,2 g Carbohidratos 4,3 g Proteínas 6,2 g

48. Rollos de fideos y verduras

Tiempo de preparación: 5 minutos

Tiempo de cocción: 25 minutos

Porciones: 8

Ingredientes:

- 8 envoltorios de rollitos de primavera
- 1 taza de fideos vermicelli cocidos y enfriados
- 2 dientes de ajo, finamente picados
- 1 cucharada de jengibre fresco picado
- 2 cucharadas de salsa de soja
- 1 cucharadita de aceite de sésamo
- 1 pimiento rojo, sin semillas, picado
- 1 taza de champiñones picados finamente
- 1 taza de zanahoria finamente picada
- ½ taza de cebollas picadas finamente

Direcciones:

1. En una cacerola, añadir el ajo, el jengibre, la salsa de soja, la pimienta, los champiñones, la zanahoria y las cebolletas, y saltear a fuego fuerte durante unos minutos, hasta que estén blandos. Añadir los fideos vermicelli y retirar del fuego.

2. Coloca los envoltorios de los rollitos de primavera en una tabla de trabajo. Coloca las cucharadas de la mezcla de verduras y fideos en el centro de cada envoltorio de rollitos de primavera. Enrolla los rollitos de primavera y mete las esquinas y los bordes para crear rollos limpios y seguros.

3. Rocíe con aceite y páselos a la freidora de aire. Cocine durante 12 minutos a 340 F, dándoles la vuelta una vez a la mitad. Cocine hasta que estén dorados y crujientes. Servir con salsa de soja o chile dulce.

Nutrición: Calorías 312 Grasas 5 g Carbohidratos 5,4 g Proteínas 3 g

49. Bolas de ternera con mezcla de hierbas

Tiempo de preparación: 5 minutos

Tiempo de cocción: 25 minutos

Porciones: 4

Ingredientes:

- 1 libra de carne picada
- 1 cebolla finamente picada
- 3 dientes de ajo, finamente picados
- 2 huevos
- 1 taza de pan rallado
- ½ taza de hierbas frescas mezcladas
- 1 cucharada de mostaza
- Sal y pimienta negra al gusto
- Aceite de oliva

Direcciones:

1. En un tazón, agregue la carne, la cebolla, el ajo, los huevos, las migas, las hierbas, la mostaza, la sal y la pimienta y mezcle con las manos para combinar.

2. Formar bolas y colocarlas en la cesta de la freidora. Rocíe con aceite y cocine durante 16 minutos a 380 F, dándoles la vuelta una vez a mitad de camino.

Nutrición: Calorías 315 Grasas 5 g Carbohidratos 9 g Proteínas 8 g

50. Semillas de calabaza tostadas

Tiempo de preparación: 10 minutos

Tiempo de cocción: 40 minutos

Porciones: 4

Ingredientes:

- 1 taza de semillas de calabaza, sin pulpa, enjuagadas
- 1 cucharada de mantequilla derretida
- 1 cucharada de azúcar moreno
- 1 cucharadita de ralladura de naranja
- ½ cucharadita de cardamomo
- ½ cucharadita de sal

Direcciones:

1. Cocine las semillas durante 4 minutos a 320 F, en su freidora de aire, para evitar la humedad. En un bol, bata la mantequilla derretida, el azúcar, la ralladura, el cardamomo y la sal.

2. Añadir las semillas al bol y remover para cubrirlas bien.

3. Transfiera las semillas a la freidora de aire y cocine durante 35 minutos a 300 F, agitando la cesta cada 10-12 minutos Cocine hasta que se dore ligeramente.

Nutrición: Calorías 536 Grasas 42,86g Calcio: 71g Sodio: 571gp

CONCLUSIÓN

Las freidoras se introdujeron por primera vez para proporcionar a las personas que buscaban comidas bajas en grasa alimentos crujientes sin aceite. Sin embargo, a medida que el uso de las freidoras de aire se hizo más común, surgieron nuevos y mejores usos para ellas. A día de hoy, hay una serie de menús que puede preparar en su freidora de aire,

La freidora de aire también es conocida por mantener los alimentos a una temperatura ideal. Esto significa que si quieres conseguir una corteza crujiente en el pollo, tienes que asegurarte de que la freidora de aire está ajustada a la temperatura adecuada.

Si se hace correctamente, será capaz de cocinar los alimentos sin afectar a su sabor o textura. No tendrá que preocuparse de que los alimentos se quemen porque se cocinarán a una temperatura adecuada.

Otra de las ventajas de utilizar una freidora de aire es que reduce la cantidad de aceite que se utiliza para cocinar. Permite cocinar muchos alimentos sin tener que utilizar aceite o mantequilla. Los alimentos sólo necesitan ser cubiertos con el aceite que se utiliza. Funciona como un excelente método más saludable de cocinar. Puede preparar su comida en poco tiempo y comerla el mismo día.

Una freidora de aire también es conocida por ser resistente al calor, por lo tanto, no necesita ser limpiada o mantenida a menudo. Esto puede hacer que sea más conveniente para usted, ya que no tendrá que contratar a un profesional para limpiar y mantener este aparato para usted.

El horno de la freidora de aire tiene muchas características que le permiten preparar comidas sabrosas de manera fácil y eficiente. Espero que este libro de cocina te ayude a encontrar nuevas formas de preparar tus platos favoritos.

La fritura diaria consiste en sumergir los alimentos en aceite caliente y cocinarlos hasta que estén completamente fritos, dorados y crujientes. Hay que esforzarse mucho para eliminar todo el exceso de aceite en esta operación, y todavía queda algo de aceite en los alimentos tras la fritura. Como resultado, los alimentos fritos por fritura diaria tienen un mayor contenido de grasa, lo que no siempre es seguro, sobre todo para las personas con colesterol alto o problemas de corazón. Además, freír con aceite es una tarea difícil. El aceite caliente es potencialmente peligroso, porque contamina la atmósfera.

CPSIA information can be obtained
at www.ICGtesting.com
Printed in the USA
BVHW091215290621
610728BV00005B/1661

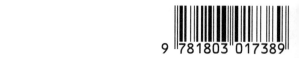